肉蛋奶，健康吃

动物食物说

我国居民动物性食物与
营养发展研究项目组 — 著

中国出版集团
研究出版社

图书在版编目 (CIP) 数据

肉蛋奶，健康吃：动物食物说/我国居民动物性食
物与营养发展研究项目组著. — 北京：研究出版社，
2023.12

（农业农村产业振兴发展研究）

ISBN 978-7-5199-1218-5

Ⅰ.①肉… Ⅱ.①我… Ⅲ.①饮食营养学 Ⅳ.
①R155.1

中国版本图书馆CIP数据核字(2022)第205957号

出 品 人：赵卜慧
出版统筹：丁　波
责任编辑：寇颖丹
助理编辑：何雨格

肉蛋奶，健康吃

ROU DAN NAI, JIANKANG CHI

动物食物说

我国居民动物性食物与营养发展研究项目组　著

研究出版社 出版发行

（100006　北京市东城区灯市口大街100号华腾商务楼）

北京虎彩文化传播有限公司印刷　新华书店经销

2023年12月第1版　2023年12月第1次印刷

开本：710毫米×1000毫米　1/16　印张：5.25

字数：49千字

ISBN 978-7-5199-1218-5　定价：39.00元

电话（010）64217619　64217652（发行部）

中国农业科学院创新工程项目
我国居民动物性食物与营养发展研究

课题组名单

主持人： 王东阳　程广燕

成　员：（按姓氏笔画排序）

王东阳　成一新　曲佳佳　任广旭　刘小凡

孙一文　杨祯妮　邱金玲　宋慧琪　张　馥

周　琳　顾　静　唐振闯　程广燕　熊偲皓

参编人员

第一章　程广燕　周　琳

　　　　杨祯妮　唐振闯　熊偲皓　曲佳佳

　　　　张　馥　顾　静　宋慧琪　孙一文

第二章　任广旭　成一新　邱金玲（客座）　刘小凡

本专著主要成果由中国农业科学院创新工程项目（202110113）资助

目录

我国动物性食物结构及消费特点

一、我国居民肉类消费趋势及未来展望

随着经济社会的发展和人们健康意识的增长，我国居民肉类消费结构变化较大。城市居民肉类消费量呈现先上升后下降的趋势，农村居民肉类消费量不断上升，城乡肉类消费差距先扩大后缩减。肉类消费向"多元化"发展，并存在"区域化"特征：分结构来看，猪肉消费占比下降，禽肉占比快速增加，牛羊肉占比稳中有增；分地区来看，除边疆地区外，各地区在肉类消费上仍以猪肉为主。未来，我国居民肉类需求仍存在增长空间，预计到2030年，将达到肉类消费峰值12344万吨。

（一）改革开放以来居民肉类消费变化

1980—2020年，我国居民人均肉类消费量总体呈现先快速上升后趋稳略降的趋势（见图1-1）。人均肉类消费量

从1980年的12.2千克/人增加到2014年的65.7千克/人，年均增长1.6千克/人；2015年起人均肉类消费量稳中略降，整体保持在63.0千克上下，2020年居民人均肉类消费量为61.7千克/人，年均减少0.7千克/人。

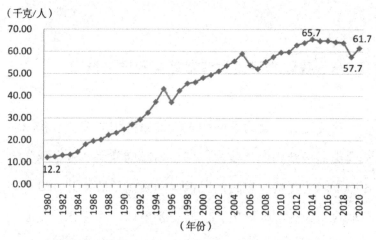

（千克/人）

图1-1　1980—2020年我国居民人均肉类消费量变化

（二）猪肉消费比重下降，禽肉及牛羊肉消费比重上升

除2019—2020年这轮猪周期肉类消费结构由于猪肉的极度短缺出现大幅波动外，整体来看，猪肉仍然是我国居民肉类消费的主要品种，肉类消费结构呈现逐步替代的趋势，猪肉消费比重下降，禽肉和牛羊肉比重平稳上升（见表1-1，图1-2）。猪肉消费比重从1980年的94.1%下降到2020年的52.2%，下降了41.9个百分点，年均约下降1.0个

百分点。牛羊肉在肉类消费中所占比例较小，且消费比重提升缓慢，其中牛肉消费比重从1980年的2.2%上升到2020年的9.0%，增加了6.8个百分点；羊肉消费比重从1980年的3.7%上升到2020年的6.1%，增加了2.4个百分点。1980—2000年，禽肉消费比重快速增长，2000—2018年消费比重基本稳定在20%；2018年以后，禽肉消费比重呈增长态势，且2020年我国的禽肉消费比重增加到28.5%，成为仅次于猪肉的第二大肉类消费品种。

表1-1　1980—2020年我国城乡居民肉类消费结构

（%）

年份	1980	1985	1990	1995	2000	2005	2010	2015	2020
猪肉	94.1	85.8	79.8	69.6	66.3	64.8	64.4	64.5	52.2
牛肉	2.2	2.4	4.4	7.9	8.7	9.2	8.2	7.4	9.0
羊肉	3.7	3.1	3.8	3.9	4.5	5.6	5.0	5.1	6.1
禽肉	0.0	8.4	11.4	17.4	19.2	18.8	20.6	20.3	28.5

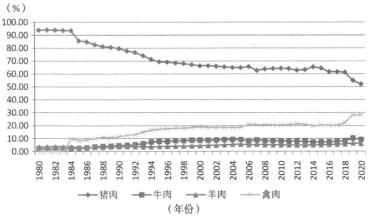

图1-2　1980—2020年我国城乡居民肉类消费结构变化趋势

（三）城乡肉类消费差异呈先扩大后缩小趋势

1980—2019年我国城镇居民人均肉类消费量呈现先上升后下降的趋势，农村居民人均肉类消费量呈上升趋势，城乡居民肉类消费差距先扩大后缩小（见图1-3，表1-2）。按人均肉类消费量增长速度，城镇居民人均肉类消费可以分为快速增长期（1980—1995年）、平稳增长期（1996—2012年）和下降期（2012—2019年）。从消费结构来看，城乡居民肉类消费均以猪肉为主，禽肉和牛羊肉为辅，且猪肉消费比重呈大幅下降趋势，禽肉消费比重快速增加，牛羊肉消费比重增加速度较为缓慢。

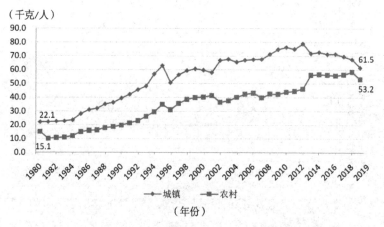

图1-3　1980—2019年我国城乡居民人均肉类消费量变化

表1-2　1980—2019年我国城乡居民肉类消费结构

（%）

年份	城镇					农村				
	1980	1990	2000	2010	2019	1980	1990	2000	2010	2019
猪	90.6	73.7	60.6	60.1	51.5	94.1	84.1	71.4	72.6	59.3
牛羊肉	7.4	11.6	17.9	14.8	19.2	5.9	5.7	8.8	9.5	11.3
禽	8.9	13.4	22.1	23.3	27.9	4.8	9.8	16.9	16.5	28.3

（四）不同膳食模式肉类消费情况

从消费量来看，近40年来，我国不同地区的肉类消费量均存在显著上升的趋势（见图1-4～图1-8）。从消费结构来看，除边疆地区外，各地区在肉类消费量上均以猪肉为主。具体来看：东北膳食区城乡居民肉类消费结构都是以猪肉为主，且城镇居民的牛羊肉的消费比重更高；边疆膳食区城乡居民肉类消费量最多的品种是牛羊肉，并且呈明显上升趋势；中北部膳食区城乡居民肉类消费结构以猪肉和禽肉为主，其消费量合计约占肉类消费量的80%；中东部膳食区城乡居民猪肉、牛羊肉和禽肉消费量分别占肉类消费量的60%、20%和15%；中南部膳食区城乡居民肉类消费结构都是以猪肉为主，约占肉类消费量的70%；东南部膳食区城乡居民肉类消费结构以猪肉为主，禽肉次之。总体来看，猪牛羊禽基本构成城乡居民全部肉类消费结构。

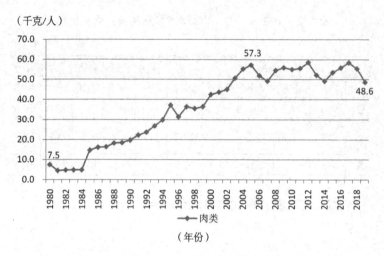

图1-4　东北膳食区城乡居民肉类消费量变化趋势

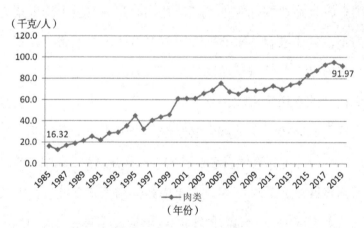

图1-5　边疆膳食区城乡居民肉类消费量变化趋势

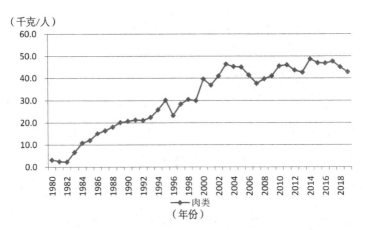

图1-6　中北部膳食区城乡居民肉类消费量变化趋势

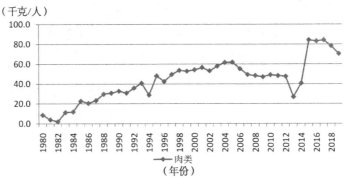

图1-7　中东部膳食区城乡居民肉类消费量变化趋势

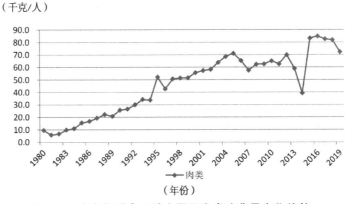

图1-8　中南部膳食区城乡居民肉类消费量变化趋势

（五）代表性国家／地区肉类消费规律

1. 西方膳食模式

美国是西方膳食模式的代表性国家之一。如图1-9和图1-10所示，1980—2018年，美国人均肉类消费总体呈现上升趋势，从109.5千克/人增加到125.8千克/人，增长约15%。从消费结构来看，美国居民肉类消费结构从以牛肉、猪肉为主，转变为以禽肉、牛肉为主，禽肉取代牛肉成为美国居民消费最多的肉类品种。其中，猪肉消费量保持基本稳定的水平，维持在30千克/人；牛肉消费量在美国居民肉类消费中占比较高，但整体呈下降趋势；人均禽肉消费量呈明显上升趋势，从1980年的26.8千克/人上升到2018年的57.0千克/人，年均增长约2.8%；羊肉消费水平较低，且保持基本稳定的水平。

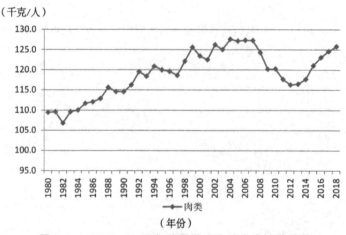

（千克/人）

（年份）

图1-9　1980—2018年美国居民人均肉类消费趋势

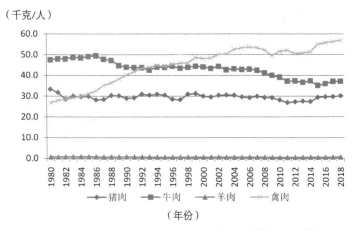

（千克/人）

（年份）

图1-10　1980—2018年美国居民人均畜禽产品消费量

2. 日本膳食模式

如图1-11和图1-12所示，1980—2018年，日本居民人均肉类消费量呈现平稳上升的趋势。人均肉类消费量从1980年的30.3千克/人增加到2018年的51.1千克/人，增长了68.6%，年均增加约0.5千克/人。分品种来看，猪肉和禽肉消费量增长势头明显，牛肉消费量先增后减，后平稳发展，羊肉消费量较少，且有下降趋势。日本居民人均猪肉消费量从1980年的13.5千克/人增加到2018年的21.9千克/人，增长了62.2%，年均增加0.2千克；人均禽肉消费量从10.2千克/人增加到19.2千克/人，增加了88.2%，年均增加0.2千克；人均牛肉消费量从5千克/人，增加到2001年的11.5千克/人，又下降到2004年的8.5千克/人，之后呈平稳发展趋势，2018年，日本居民人均牛肉消费量为9.8千克/

人；羊肉消费量较少，人均消费量不足1千克，甚至还有下降的趋势。

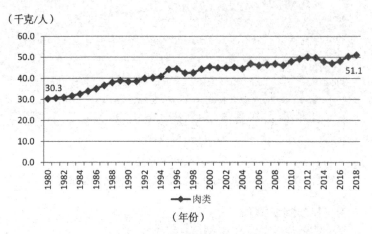

图1-11　1980—2018年日本居民人均肉类消费趋势

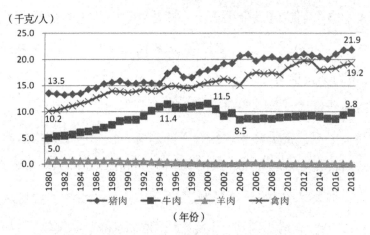

图1-12　1980—2018年日本居民人均畜禽产品消费量

3. 地中海式膳食模式

西班牙是地中海式膳食模式的代表性国家之一。

1980—2018年，西班牙居民人均肉类消费量先增后减，总体来看，仍呈上升趋势（见图1-13，图1-14）。西班牙居民人均肉类消费量从1980年的70.0千克/人增加到2003年的117.9千克/人，之后又下降到2018年的98.9千克/人。总体来看，1980—2018年，西班牙居民人均肉类消费量增长了41.2%，年均增加0.8千克。分具体品种，人均猪肉、禽肉消费量呈现上升趋势，人均羊肉消费量呈下降趋势，牛肉消费量基本保持稳定。人均猪肉消费量从30.9千克/人增加到52.3千克/人，最高在1999年达到63.7千克/人；人均禽肉消费量从20.5千克/人增加到30.8千克/人，增长了50.2%，年均增加0.3千克；人均牛肉消费量基本维持在10千克/人；人均羊肉消费量呈下降趋势，从4.8千克/人下降到了2.1千克/人。

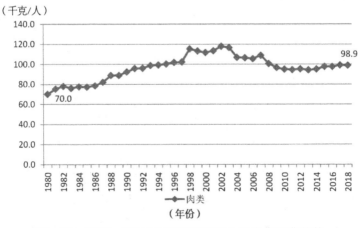

图1-13　1980—2018年西班牙居民人均肉类消费趋势

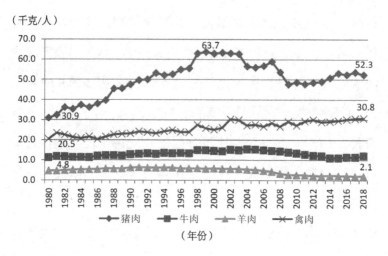

（千克/人）

图1-14 1980—2018年西班牙居民人均畜禽产品消费量

4. 中国台湾地区膳食模式

1980—2018年中国台湾地区肉类消费量呈现先上升后平稳发展的趋势（见图1-15，图1-16）。按其增长速度，中国台湾地区居民肉类消费量可以划分为两个阶段：一是快速上升期，1980—1997年，该时期中国台湾地区人均肉类消费量从47.3千克/人增加到84.3千克/人，增长了78.2%，年均增加2.2千克/人；二是平稳发展阶段，1998—2018年，这一时期中国台湾地区人均肉类消费量基本维持在80千克/人。从具体品种看，猪肉消费量变化不大，禽肉消费量显著增加，牛肉消费略有上涨，羊肉消费量基本稳定。1980—2018年，中国台湾居民人均猪肉消费量除在1980年至1985年期间有较明显上升以外，1985年之后，基本保持在40千克/人；人均禽肉消费量增长幅度较大，从1980年的13.9千克/人增长到2018年的35.7千克/人，增长了156.8%，年均增加0.6千克/人；人均牛肉消费量不足6.0千

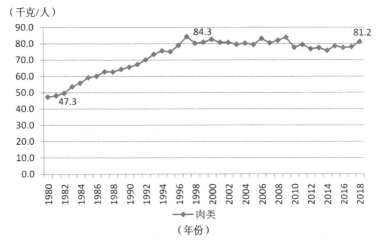

图1-15　1980—2018年中国台湾地区居民人均肉类消费趋势

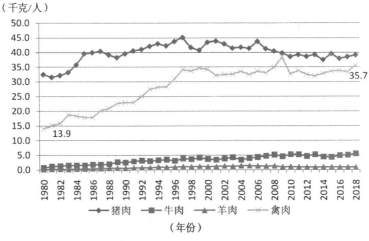

图1-16　1980—2018年中国台湾地区居民人均畜禽产品消费量

克/人，但从1980年的0.7千克/人增加到了2018年的5.5千克/人，增长了近7倍，年均增加约0.1千克/人。

（六）国际和国内肉类消费规律

人均肉类消费量与收入水平有正相关关系。从不同膳食模式代表国家或地区的消费规律来看，较低经济发展阶段人均肉类消费量的平均值小于较高经济发展阶段人均肉类消费量的平均值。受饮食习惯影响，不同膳食模式肉类消费结构存在较大差异，但相同的是，禽肉消费比重都呈明显上升趋势。美国肉类消费以牛肉为主，日本、西班牙、中国肉类消费以猪肉为主，美国、日本、西班牙的禽肉消费占比分别增长了112.7%、89.3%、50.2%。

（七）肉类消费峰值及中长期趋势

1. 肉类的消费峰值的预测

预测基期为2019年，预测指标为表观消费量。假设未来主要农产品保持近10年来增长态势，消费水平达到峰值之后视为稳定状态，之后年份继续保持峰值水平。通过分析每一类食物在1980—2019年消费变化特征，参照中国台湾地区及北京等省会城市的消费情况，再结合《中国食物与营养发展纲要（2014—2020年）》《中国居民膳食指南

（2016年）》食物营养推荐量，研究提出人均每年肉类消费量为75千克。

肉类需求在未来仍有增长空间。预计我国肉类消费量在2030年将达到峰值12344万吨，其中猪肉为7336万吨、禽肉为3727万吨、牛羊肉为1281万吨。未来我国对肉类的总需求还将增加3156万吨，2022年以前会保持年均2%以上的增速，每年增加240万吨左右；随着城乡居民膳食结构转型升级的完成，2022—2030年年均增速会下降到1.6%左右，年均增量在180万吨左右，直到2030年达到峰值后才会趋于下降。

2. 肉类消费中长期趋势

2014—2018年，我国年均肉类产量为8668万吨，年均净进口肉类为311万吨，年均肉类表观消费量为8979万吨且基本保持稳定，人均肉类表观消费量为65.1千克。按照89.7%可食用部分、5.4%损耗计，人均肉类摄入量为55.2千克，肉类供给水平达到并超过《中国食物与营养发展纲要（2014—2020年）》推荐的29千克摄入水平。

从肉类消费趋势来看，在居民收入达到一定水平之后，肉类消费增速会逐步趋缓，达到相对稳定状态。基于当前非洲猪瘟态势下肉类消费现状及非洲猪瘟前肉类消费发展规律，综合估算，2030年我国居民肉类表观消费量稳定在9000.0万吨左右，考虑到消费结构调整，老龄化对肉类消费需求的抑制作用，以及收入达到一定程度后肉类消费反而有减少的趋势，2035年我国居民肉类表观消费量基本与2030年持平，人均表观消费量为75.0千克（见表1-3）。

表1-3　我国肉类未来消费需求预测

年份	人均表观消费量（千克）	消费需求（万吨）				
		小计	猪肉	牛肉	羊肉	禽类
2030	69.9	9000.0	5283.0	900.0	536.0	2115.9
2035	75.0	9000.0	4966.2	1137.6	643.5	2219.4

从我国肉类消费结构分析，国家统计局的不同收入组肉类消费数据表明，随着收入提高，猪肉消费占比逐步下降，禽肉、牛羊肉消费占比有不同程度的增加。本研究以2018年城乡不同收入组肉类消费结构为参照，并对2025年、2030年、2035年居民收入进行预测，将预测结果与2018年城乡居民五等分收入进行比对，选择收入最接近群体的肉类消费结构作为参考。

2018年我国居民人均可支配收入为28228元，参照《中国农业展望报告（2020—2029）》GDP预测增速，预计2030年和2035年我国居民人均年收入分别为52658元、62842元，并由此预测2030年、2035年居民肉类消费结构

（见表1-4）。

表1-4　我国居民肉类未来消费结构

（%）

年份	猪肉	牛肉	羊肉	禽肉
2030	58.70	10.00	5.95	23.51
2035	55.18	12.64	7.15	24.66

根据当前相关产业规划自给率目标看，未来猪肉自给率需要保持在95%以上水平。牛肉和羊肉近10年的自给率都保持在95%的水平，从目前进口态势、居民的消费需求以及国内牧草资源的约束分析，牛羊肉的进口数量将进一步提高，自给率按85%计。禽肉则继续保持100%自给。按以上自给水平测算，2030年和2035年我国肉类产量目标分别为8356万吨、8451万吨（见表1-5）。

表1-5　我国肉类未来消费需求及生产目标预测

（万吨）

年份	肉类产量	猪肉	牛肉	羊肉	禽肉
2030	8356	5019	765	456	2116
2035	8451	4718	967	547	2219

综合考虑生产目标是保障居民消费需求的前提，因此生产目标的设定要综合考虑未来居民肉类消费趋势和自给率目标。在对居民消费行为不进行政策干预和引导的情况

下，预计2035年我国人均肉类产量目标为62千克，除去全产业链肉类的损耗和不可食用部分，人均可食用肉类供应量为52.6千克，完全可以满足《中国食物与营养发展纲要（2014—2020年）》推荐的29千克摄入水平。

二、我国及代表性国家/地区的蛋类消费特征

（一）我国蛋类消费特征与用途

我国是世界上蛋类生产与消费的第一大国，约占世界总产量的40%。2020年全国蛋类生产量为3468万吨，人均消费量为24.6千克，生产量和消费量均稳居世界第一位。从历史消费数据来看，1982—2020年我国居民人均蛋类年消费量从2.9千克增长到24.6千克，增长了近7.5倍，年均增长0.57千克，年均增长率为5.5%。我国居民蛋类消费量可分为两个阶段。一是1982—1999年的快速增长期，年均增长0.83千克，年均增长率为11.6%。二是2000—2020年的缓慢增长期，年均增长0.31千克，年均增长率为1.48%（见图1-17）。

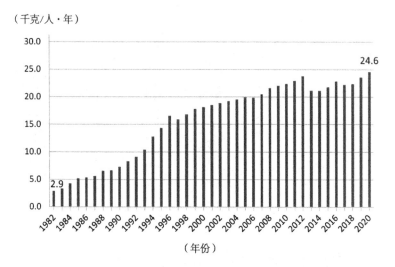

（千克/人·年）

图1-17 1982—2020年我国蛋类人均表观消费量

数据来源：国家统计局，2020年

按照消费途径来分，我国禽蛋消费分为家庭消费和户外消费（主要是鲜蛋）、工业消费（深加工蛋）、种用及其他三个重要途径。目前我国鸡蛋消费依然以鲜蛋为主，约占蛋类总消费量的3/4；其次是禽蛋加工消费，约占蛋类总消费量的15%；占比最低的是种用及其他，约占蛋类总消费量的8%。未来随着居民消费不断升级和禽蛋加工技术不断进步，将会有效促进禽蛋加工业快速发展，禽蛋加工消费量将增加明显（见图1-18）。

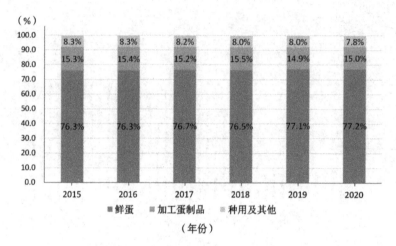

图1-18 2015—2020年居民蛋类消费结构

数据来源：《中国农业展望报告（2015—2020年）》

（二）代表性国家／地区蛋类消费规律

1. 西方膳食模式

美国是西方膳食模式的代表性国家之一。1961—2018年，美国居民人均蛋类消费量呈现先减后增的趋势。第一个阶段是缓慢下降期，1961—1990年，美国居民蛋类消费量从人均17.7千克/年（最高点）减少到13.4千克/年（最低点），年均减少0.14千克。第二个阶段是缓慢增长期，1991—2018年，美国居民蛋类消费量从人均13.4千克/年增长到16.2千克/年，年均增长0.10千克（见图1-19）。

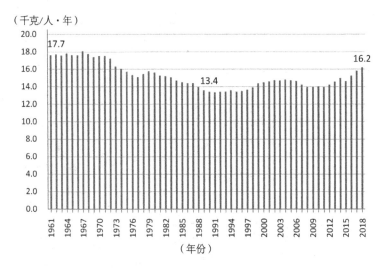

图1-19　1961—2018年美国居民蛋类消费情况

数据来源：FAO（联合国粮食及农业组织）

2. 日本膳食模式

1961—2018年，日本居民人均蛋类消费量呈现两个阶段：第一个阶段是稳定增长期，1961—1993年，从人均9.1千克/年增加到20.2千克/年的最高点，年均增长0.34千克。第二个阶段是平稳期，1994—2018年，日本居民蛋类消费量维持在20.0千克/年左右。当前日本居民每人蛋及其制品消费量为55克，即每天摄入一颗蛋，符合日本膳食模式和膳食指南相关标准（见图1-20）。

（千克/人·年）

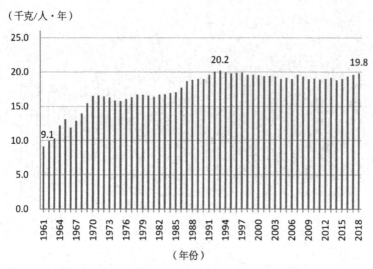

图1-20 1961—2018年日本居民蛋类消费情况

数据来源：FAO

3. 地中海式膳食模式

西班牙是地中海式膳食模式的代表性国家之一。

1961—2018年，西班牙居民人均蛋类消费量呈波动增长趋

势。1961—1982年呈稳定增长趋势，西班牙居民蛋类消费

量从人均7.9千克/年增加到16.6千克/年，年均增长0.41千

克。1983—1998年呈下降趋势，西班牙居民蛋类消费量从

人均16.6千克/年减少到12.1千克/年，年均减少0.28千克。

进入2000年后，西班牙居民蛋类消费量较为稳定，维持在

14.0千克/年以上（见图1-21）。

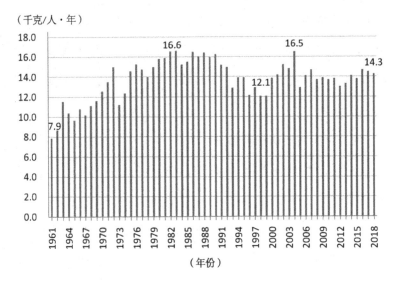

（千克/人·年）

图1-21　1961—2018年西班牙居民蛋类消费情况

数据来源：FAO

（三）蛋类消费峰值及中长期趋势

1. 蛋类消费峰值

目前我国人均GDP已超过10000美元，居民食物消费模式已相对稳定。考虑膳食模式的相似性，日本、新加坡人均蛋类消费数量对我国蛋类消费趋势判断具有参考价值。日本、新加坡在人均GDP 10000美元～15000美元间的人均蛋类消费量达到峰值，并长期分别稳定在18.0千克、15.0千克峰值。最近5年，我国城乡居民人均蛋类消费量为23.1千克/年，已高于日本、新加坡峰值消费量。未来10年我国经济增速将保持在6%，以此推算，按当年汇率计，2025年我国人均GDP将达到15000美元。依据我国蛋类消费历史规律推测，2025年时我国人均全年蛋类消费量将达到峰值24.0千克。

2. 蛋类消费中长期趋势

总结分析我国蛋类消费历史变化特征，借鉴日本、新加坡同等经济发展阶段的人均蛋类产品消费变化，总体判断，未来我国人均蛋类消费量将趋于稳定。目前我国人均蛋类消费量已接近世界平均水平的两倍，明显超过上述两个典型国家在人均GDP 15000美元时的消费量，而且近10年人均消费量较为稳定。为此假设未来我国人均蛋类消费量将在2025年达到24.0千克峰值后，将长期处于稳定状态。

根据联合国人口预测，2030年和2035年我国人口将分别达到14.63亿（峰值）和14.58亿。在对人均蛋类消费量进行预测的基础上，结合上述人口总量的判断分析，预测2035年我国蛋类消费总量是3499万吨，人均蛋类消费量是24.0千克/年（见表1-6）。

表1-6 2025年、2035年人均蛋类消费量预测

年份	人均消费量（千克/年）	消费总量（万吨）	自给率（%）	净出口量（万吨）	生产目标（万吨）
2016—2020年	23.1	3323	100%	10	3333
2020—2025年	0.36	—	—	—	—
2025年	24.0	3511	100%	10	3521
2035年	24.0	3499	100%	10	3599

三、奶类消费结构特征

新中国成立前夕，西方各国大肆向中国廉价倾销各类乳制品，国产乳制品受到挤压，日渐萧条。新中国成立后，西方对中国实行经济封锁，乳制品的进出口基本中断，1949年，按当时全国人口5.4亿人计算，人均奶类占有量仅为0.4千克，平均到每天仅为1.1克。当时奶类消费主要集中在北京和沿海几个大城市中为数不多的优裕家庭和特殊人群。婴幼儿和病人是政府的特殊照顾对象，在牛奶短缺时，首先要保证婴儿和病人能喝上牛奶，这个时期牛奶是属于名副其实的"特需品"。此后，我国由于牛奶供应紧张，实行了近30年的凭票供应。改革开放后，1984年六大城市陆续取消奶类凭票供应政策，奶类消费才逐渐结束凭票供应。20世纪80年代中后期，在供应紧张缓解后，我国奶类消费人群逐步扩大，除城市地区和传统牧区外，农

村地区居民也开始消费，人均奶类消费量迅速增长，人均奶类消费量由1978年的1.0千克，增至1987年的3.0千克，10年间人均年消费量增长了3倍。

（一）我国居民奶类消费历史不长，消费水平从改革开放后显著提升

改革开放以来，中国居民人均奶类消费量显著提升，从1980年的1.4千克增长至2020年的38.2千克，并经历了三个重要阶段：1980—1998年的平稳增长期，人均奶类消费年均增幅达8.5%；1999—2008年的快速增长期，人均奶类消费年均增速16.8%；2008年"三聚氰胺"事件后的"寒冰期"，之后，人均奶类消费量再次步入稳定增长期，2009—2020年年均增速约为3.2%（见图1-22）。

（千克/人·年）

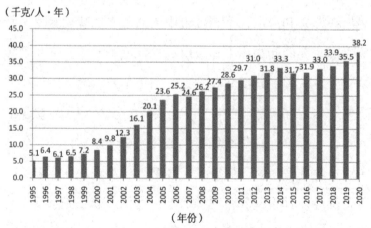

（年份）

图1-22　1995—2020年我国居民奶类消费趋势

（二）奶类消费发生结构性变化，液态奶一直是消费的主要形式

随着经济发展和居民收入水平的提高，近25年来，我国奶类消费结构发生显著变化，虽然液态奶消费在我国居民奶类消费中一直占据主导地位，但其消费占比却从1995年的94.9%大幅下降至2020年的75.0%，同期干乳制品在奶类消费占比中提高了19.9个百分点。特别是2009年之后，干乳制品的消费占比翻了一倍，此后以年均15.0%的增速保持增长（见图1-23）。

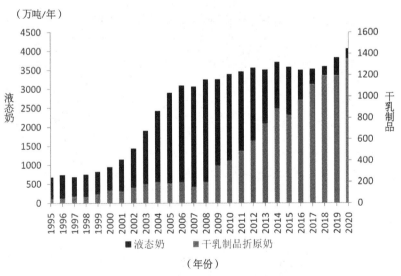

图1-23　1995—2020年我国液态奶和干乳制品消费趋势

（三）城乡居民奶类消费较大，但差距不断缩小

随着人民收入水平的提高，奶类成为能够满足城乡居民对美好生活需求的食品，在城乡居民的日常消费中大幅提高。但是，我国城镇和农村居民奶类消费差距较大，2000—2010年，城乡奶类消费差距变化有所缩小，其中城镇居民奶类消费增速明显较快。到2020年，农村居民人均奶类年消费量占城镇居民消费比重提高至39.4%，农村人均奶类消费增速加快，两者消费差距明显缩小，但我国城镇和农村居民奶类消费差距依然较大（见表1-7）。

表1-7　2000—2020年我国城乡居民奶类消费量

年份	城镇居民 （千克/人）	农村居民 （千克/人）	农村/城镇 （%）
2000	16.8	1.6	9.5
2010	46.0	10.8	23.5
2020	49.0	19.3	39.4

数据来源：农业农村部食物与营养发展研究所测算结果，2020年

（四）不同膳食模式奶类消费情况

如表1-8所示，东南沿海膳食区经济发达，人均奶类消费水平较高，人均年消费达35.5千克，位列六大膳食区之首，农村消费占城镇消费的53.5%，是唯一一个占比在50%

以上的区域。边疆膳食区畜牧业发达，人均奶类年消费量
为30.5千克，在六大膳食区中处于最低位，农村消费占城
镇消费的38.0%。中南部膳食区人均奶类年消费量为31.5
千克，奶类消费水平相对不高，其农村消费占城镇消费的
37.4%。

表1-8　六大膳食区奶类年人均消费量

膳食区域	东北	边疆	中北部	中东部	中南部	东南沿海
表观消费（千克）	34.8	30.5	31.3	35.4	31.5	35.5
农村/城镇（%）	29.6	38.0	39.0	46.8	37.4	53.5
区域排名	3	6	5	2	4	1

（五）代表性国家/地区奶类消费规律

1. 西方膳食模式

美国作为西方膳食模式的代表，人均奶类消费量呈现
逐年增长的趋势，1975—2019年，美国人均奶类消费量从
244.6千克增加到296.1千克，增幅为21.1%，年均增长率为
0.4%。其中，液态奶消费从112.0千克下降至64.0千克，降
幅达42.9%；奶酪消费由8.6千克增至18.4千克，2019年人
均奶酪消费量折成鲜奶计约为142.7千克，液态奶与奶酪合
计消费占比达人均奶类消费总量的69.8%，这说明美国已经
形成了以鲜奶和奶酪消费为主的消费结构（见图1-24）。

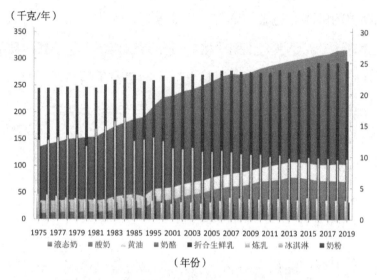

（千克/年）

图1-24　1975—2019年美国人均奶类消费结构

数据来源：USDA，2019年

2. 日本膳食模式

日本人均奶类消费量呈现先增加后趋于稳定的趋势。具体可分为两个阶段：一是1960—1996年的持续增长期，此期间人均奶类消费量增长了72.5千克，年增长率约为4.1%；二是1997—2019年的稳定发展期，人均奶类消费量趋于稳定和饱和趋势（见图1-25）。1966年日本的奶类消费以液态奶为主，占奶类总消费量的60.0%，此后奶类消费结构也发生了重大转变，液态奶消费量不断下降，奶酪消费量持续增长，2019年，人均液态奶消费量为31.9千克，占比降至43.1%；人均奶酪消费量达到22.2千克，消费占比大幅提升至29.9%。

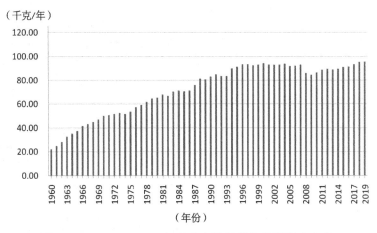

（千克/年）

（年份）

图1-25　1960—2019年日本人均奶类消费量历史变化

数据来源：日本农林水产省，2019年

3. 地中海式膳食模式

西班牙是地中海膳食模式的代表性国家之一。1980—2018年，西班牙奶类消费量总体呈现出小幅上涨的波动态势，1980年，人均奶类消费量约168.0千克，在2011年达到消费峰值200.1千克后出现一段减少的趋势，随后缓慢回升至2018年的182.3千克，期间只增长了14.2千克，年均增长率仅为0.2%。从不同品类的消费情况来看，西班牙居民奶类消费以液态奶为主，其次是奶油和黄油（见图1-26）。

（千克/年）

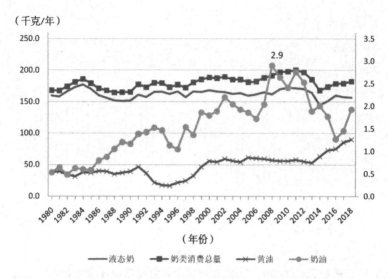

图1-26　1980—2018年西班牙居民人均奶类消费趋势

数据来源：FAO，2019年

4. 中国台湾地区膳食模式

2018年中国台湾地区奶类总消费量为124.0万吨，人均奶类消费量为27.2千克/年，折算成表观消费量为55.7千克/年，与1984年相比，增长了约4倍。中国台湾地区奶类消费结构以巴氏杀菌乳为主。自1986年实施鲜乳标章计划后巴氏杀菌乳总消费量呈现波动上升的趋势，于2018年达到20.4千克的历史最高水平，占乳制品总消费量的75%。同期，奶粉的消费量有所下降，2018年人均消费量为24.8千克，与1997年相比下降了64.5%；其他乳制品人均消费量稳步增长至3.8千克，处于历史较高水平（见图1-27）。

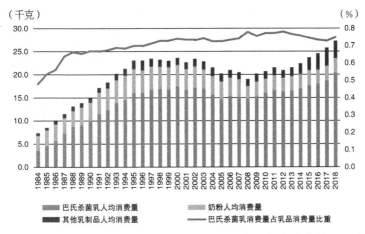

图1-27　1984—2018年中国台湾地区居民人均奶类消费量及巴氏
杀菌乳消费占比

注：巴氏杀菌乳表观消费量根据中国台湾地区农业机构生鲜乳产量
加巴氏杀菌乳净进口量统计数据折合

数据来源：中国台湾地区农业机构

（六）国际和国内奶类消费规律

据调研[①]，在人均GDP 12000美元～20000美元这一阶段，人均GDP每增加1000美元，人均奶类消费增长1.1千克。典型国家和地区在人均GDP达到10000美元～15000美元这一经济发展阶段，人均奶类消费增长规律为：人均GDP每增加1000美元，人均奶类消费增长1.5千克。从国内历史数据来看，近10年的增长规律为：人均GDP每增长

① 调研数据为平均每个月奶及奶制品的消费量，为便于比较，将奶制品按对应折算系数转化成原奶，在此基础上，乘以12换算成全年的消费量。

1000美元，人均奶类消费增加1.3千克。国内典型城市的人均奶类消费增长规律为：人均GDP每增加1000美元，人均奶类消费增长1.1千克。研究认为，未来我国人均奶类消费仍然会提高，但随着居民收入提高到一定水平，奶类消费增速会表现出趋缓的态势。

（七）奶类消费峰值及中长期趋势

1. 奶类消费峰值预测

从近60年西班牙和中国台湾地区奶类消费情况看，在人均GDP 10000美元这个经济阶段，人均奶类消费分别为165.0千克/年、57.4千克/年，之后分别经历5年、12年，人均奶类消费增至历史最高水平，依次为200.1千克/年（2001年）、59.0千克/年（1997年）。美国、日本人均奶类消费分别从1978年（人均GDP 10565美元）的246.9千克和1981年（人均GDP 10361美元）的65.3千克波动上升至2019年的296.6千克、95.2千克的历史最高水平。考虑到人均收入水平、消费习惯和饮食结构，中国大陆奶类消费水平难以达到美国和日本的最高水平，而基于膳食模式的相似性，中国台湾地区人均奶类消费峰值更具参考价值。综合两个视角的分析，研究认为未来奶类消费峰值为59千克比较合理，约在2037年前后（人均GDP达到30014美元）达到峰值水平。

2. 奶类中长期趋势预测

中国大陆当前奶类消费在同等经济阶段水平显著低于西班牙和美国，考虑到膳食模式的相似性，因此本章主要借鉴日本、中国台湾地区在人均GDP 10000美元和15000美元时奶类消费变化规律。按照国际货币基金组织（IMF）预测，到2025年，中国人均GDP将达到15855美元，按人均GDP每增加1000美元，人均奶类消费将增长1.1千克计，2025年、2030年和2035年中国人均奶类消费量将分别达到41.7千克、47.4千克、56.2千克，与基期相比，还将提高6.5千克、12.2千克、21.0千克。按照联合国预测，中国2025年人口数将达到14.15亿，2030年后人口数按照14.5亿计，届时中国奶类消费总量将分别达到5901万吨、6873万吨、8149万吨。按照《关于推进奶业振兴保障乳品质量安全的意见》，中国奶源自给率保持在70%以上，到2025年、2030年和2035年，国内奶类生产总量分别需达到4131万吨、4811万吨和5704万吨，与基期相比，分别需增加839万吨、1519万吨、2412万吨（见表1-9）。

表1-9　中国奶类未来消费及生产目标预测

年份	2025	2030	2035
消费需求（万吨）	5901	6873	8149
自给率（%）	70	70	70
生产目标（万吨）	4131	4811	5704

第二章

不同地域居民的饮食习惯也会对肠道中微生物结构产生影响

一、动物性食物驱动的肠道微生物变化及其对健康的影响

（一）人类与动物性食物的渊源

民以食为天。吃，是人间烟火的实在。动物性食物自古以来就颇受大家的喜爱。北宋诗人苏东坡，不仅会写诗作画，还是一位有名的美食家，他创造了东坡肘子、东坡肉等令人食指大动的佳肴。宋人周紫芝在他的《竹坡诗话》中说，苏东坡在谪居黄州时发现猪肉，从此他对猪肉的喜爱便一发不可收，甚至不满猪肉在黄州如此价廉，特意写了一篇《猪肉颂》为其提高身价："净

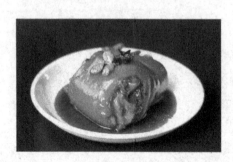

洗铛，少著水，柴头罨烟焰不起。待他自熟莫催他，火候足时他自美。黄州好猪肉，价贱如泥土。贵者不肯吃，贫者不解煮，早晨起来打两碗，饱得自家君莫管。"

不仅是苏东坡，清乾隆年代的大学士纪晓岚也曾说："平生不食谷面或偶尔食之……饭时只猪肉十盘……"自古以来，爱食肉者，不胜枚举。人们食用肉等动物性食物最早可以追溯到远古时期，根据2021年最新的研究表明，在我们祖先长达200万年的进化史中，动物性食物的占比达到了惊人的70%以上。原因是相比较植物性食物，动物性食物有着更高的食物能量密度和更加全面的营养配比。当然动物性食品不仅仅只有肉这么一种，鸡蛋、牛奶等都是动物界的"妈妈们"给予我们的馈赠，也是动物性食物。

（二）动物性食物营养特点

1. 畜禽肉类食物的营养特点

畜禽肉的蛋白质含量比谷类高，一般为10%~20%，主要是肌球蛋白、肌红蛋白和球蛋白，其存在于肌肉组织中。此类蛋白质为完全蛋白质，必需氨基酸构成比例接近人体需要，生物价较高，易被人体充分吸收，属于优质蛋白质。存在于结缔组织的间质蛋白，如胶原蛋白和弹性蛋白，色氨酸、酪氨酸和蛋氨酸含量较低，生物价低，属不完全蛋白，这类蛋白质含量较少。此外，畜肉中含有能溶于水的含氮浸出物，使肉汤具有鲜味，且成年动物含量较幼年动物高。

脂肪含量因动物的品种、年龄、肥瘦程度、部位等不同有较大差异，低者为10%，高者可达90%以上。畜肉脂肪组成以饱和脂肪酸为主，主要由硬脂酸、软脂酸和油酸等组成，熔点较高。禽肉脂肪含有较多的亚油酸，熔点低，易于消化吸收。胆固醇含量在瘦肉中较低，每100克含70毫克左右，肥肉比瘦肉高90%左右，而内脏中胆固醇含量更高，一般为瘦肉的3～5倍，脑中胆固醇含量最高，每100克可达2000毫克以上。动物脂肪所含的必需脂肪酸明显低于植物油脂，因此其营养价值低于植物油脂。在动物脂肪中，禽类脂肪所含必需脂肪酸的量高于家畜脂肪，故其营养价值高于畜类脂肪。

碳水化合物含量为1%～3%，平均为1.5%，主要以糖原的形式存在于肌肉和肝脏中。动物在宰前过度疲劳，糖原含量下降，或宰后放置时间过长，因酶的分解作用，糖原含量降低，乳酸相应增高，pH值下降。

畜禽肉可提供多种维生素，主要以B族维生素和维生素A为主。维生素在内脏中的含量比肌肉中多，其中肝脏的含量最为丰富，特别富含维生素A和维生素B_2。维生素A的含量以牛肝和羊肝为最高，维生素B_2的含量则以猪肝最丰富（见表2-1）。在禽肉中还含有较多的维生素E。

矿物质的含量一般为0.8%～1.2%，在瘦肉中的含量高于肥肉，内脏高于瘦肉。铁的含量为5毫克/100克左右，以猪肝最丰富。畜禽肉中的铁主要以血红素的形式存在，消化吸收率很高。在内脏中还含有丰富的锌和硒。牛肾和猪肾的硒含量是其他一般食品的数十倍。此外，畜禽肉还含有较多的磷、硫、钾、钠、铜等。钙的含量虽然不高，仅为7.9毫克/100克，但吸收利用率很高。研究发现，人体对肉类的各种矿物质元素的消化吸收率都高于植物性食品，尤其是对铁的吸收率均高于其他类食品。

表2-1 畜禽肉主要营养素含量（每100g）

食物名称	蛋白质（g）	脂肪（g）	维生素A（μgRE）	维生素B₁（mg）	维生素B₂（mg）	烟酸（mg）	维生素C（mg）	维生素E（mg）	钙（mg）	铁（mg）	锌（mg）	硒（μg）
牛肉（肥肉）	18.1	13.4	9	0.03	0.11	7.4	—	0.22	8	3.2	3.67	9.81
羊肉（肥肉）	19.0	14.1	22	0.05	0.14	4.5	—	0.26	6	2.3	3.22	2.20
猪肉（肥肉）	2.4	90.4	29	0.08	0.05	0.9	—	0.24	3	1.0	0.69	7.78
猪肉（肥瘦）	13.2	37.0	114	0.22	0.16	3.5	—	0.49	6	1.6	2.06	11.97
猪肉（瘦）	20.3	6.2	44	0.54	0.10	5.3	—	0.34	6	3.0	2.99	9.50
鸡肉	19.3	9.4	48	0.05	0.09	5.6	—	0.67	9	1.4	1.09	11.75
鸭肉	15.5	19.7	52	0.08	0.22	4.2	—	0.27	6	2.2	1.33	12.25
鹅肉	17.9	19.9	42	0.07	0.23	4.9	—	0.22	4	3.8	1.36	17.68
牛肝	19.8	3.9	20220	0.16	1.30	11.9	9	0.13	4	6.6	5.01	11.99
羊肝	17.9	3.6	20972	0.21	1.75	22.1	—	29.93	8	7.5	3.45	17.68
猪肝	19.3	3.5	4972	0.21	2.08	15.0	20	0.86	6	22.6	5.78	19.21
鸡肝	16.6	4.8	10414	0.33	1.10	11.9	—	1.88	7	12.0	2.40	38.55
牛肾	15.6	2.4	88	0.24	0.85	7.7	—	0.19	8	9.4	2.17	70.25
羊肾	16.7	2.5	152	0.30	1.78	8.8	—	—	9	5.2	3.58	5.94
猪肾	15.4	3.2	41	0.31	1.14	8.0	13	0.34	12	6.1	2.56	111.77

2. 禽蛋类食物的营养特点

禽蛋主要指鸡、鸭、鹅、鹌鹑、鸽、火鸡等禽类的蛋。蛋类在国人饮食构成中占1.4%，主要提供高营养价值的蛋白质。其中，鸡蛋食用最普遍、销量最大。蛋类制成的蛋制品有皮蛋、咸蛋、糟蛋、松花蛋、冰蛋、干全蛋粉、干蛋白粉、干蛋黄粉等。

禽蛋类食物虽有品种和产地的不同，但营养成分和组成特点基本相似。全鸡蛋蛋白质的含量为10%～15%，蛋清中略低，蛋黄中较高，加工成咸蛋或松花蛋后，变化不大。鸭蛋的蛋白质含量略低于鸡蛋，为8.7%左右（见表2-2）。鸡蛋蛋白质氨基酸组成与人体需要最接近，因此生物价也最高，达94，是最理想的天然优质蛋白。在评价食物蛋白质营养质量时，常以鸡蛋蛋白质作为参考蛋白质。蛋白质中赖氨酸和蛋氨酸含量较高，和谷类、豆类食物混合食用，可弥补其赖氨酸或蛋氨酸的不足。

脂肪的含量为11%～15%，主要集中在蛋黄内，蛋清中几乎不含脂肪。脂肪分散成细小颗粒，故易消化吸收。蛋黄中还含有卵磷脂和胆固醇，其胆固醇含量极高，每100克达1705毫克，是猪肝的7倍、肥猪肉的17倍，加工成咸蛋或松花蛋后，胆固醇含量无明显变化。

禽蛋类食物中的碳水化合物含量不高，一般为1%～3%，鸡蛋中的含量为1.5%，鸭蛋中的含量较高，为3.1%。蛋清中主要是甘露糖和半乳糖，与蛋白质结合；蛋黄中主要是葡萄糖，大部分以与磷酸质、磷蛋白结合的形式存在。

维生素也几乎都集中在蛋黄内，其中维生素A、维生素D和维生素B_2含量丰富，也含有维生素B_1和烟酸，但含量较少。

禽蛋类食物中的矿物质有磷、铁、钾、镁、钠和硅等。其中，铁的含量较高，但因能与蛋黄中的卵黄磷蛋白结合，影响消化吸收率。咸蛋中钠的含量比未加工的鲜蛋高出20余倍。

表2-2 禽蛋的主要营养素含量（每100g）

食物名称	蛋白质(g)	脂肪(g)	碳水化合物(g)	维生素A(μgRE)	维生素B₁(mg)	维生素B₂(mg)	烟酸(mg)	维生素E(mg)	钙(mg)	铁(mg)	锌(mg)	磷(mg)	硒(μg)
鸡蛋（白皮）	12.7	9.0	1.5	310	0.09	0.31	0.2	1.23	48	2.0	1.00	176	16.55
鸡蛋白	11.6	0.1	3.1	—	0.04	0.31	0.2	0.01	9	1.6	0.02	18	6.97
鸡蛋黄	15.2	28.2	3.4	438	0.33	0.29	0.1	5.06	112	6.5	3.79	240	27.01
鸭蛋	12.6	13.0	3.1	261	0.17	0.35	0.2	4.98	62	2.9	1.67	226	15.68
鸭蛋白	9.9	微量	1.8	23	0.01	0.07	0.1	0.16	18	0.1	—	—	4.00
鸭蛋黄	14.5	33.8	4.0	1980	0.28	0.62	—	12.72	123	4.9	3.09	55	25.00
松花蛋（鸡）	14.8	10.6	5.8	310	0.02	0.13	0.2	1.06	26	3.9	2.73	263	44.32
松花蛋（鸭）	14.2	10.7	4.8	215	0.06	0.18	0.1	3.05	63	3.3	1.48	165	25.24
咸鸭蛋	12.7	12.7	6.3	134	0.16	0.33	0.1	6.25	118	3.6	1.74	231	24.04
鹅蛋	11.1	15.6	2.8	192	0.08	0.30	0.4	4.50	34	4.1	1.43	130	27.20

3. 水产动物类食物的营养特点

水产动物包括各种鱼类和其他水产动物，如虾、蟹、贝类等。水产动物可提供优质蛋白、多不饱和脂肪酸、维生素A、维生素D、维生素E、维生素B_2、烟酸等多种维生素及钙、磷、硒、铁、锌等多种矿物质。水产动物的含氮浸出物较多，有别于畜禽肉，滋味鲜美独特。鱼肉含水分多，肌肉纤维短细，比畜禽肉细嫩，更易消化吸收，营养价值很高（见表2-3）。

鱼肉的营养成分因鱼种、鱼的年龄、大小和肥瘦程度、性别、取样部位、捕捞季节以及生产地区等的不同而有所差异。一般来讲，鱼肉的化学组成与畜肉比较接近。蛋白质占15%～20%，平均为18%左右，分布于肌浆和肌基质。肌浆主要含肌凝蛋白、肌溶蛋白、可溶性肌纤维蛋白、肌结合蛋白和球蛋白；肌基质主要包括结缔组织和软骨组织，含有胶原蛋白和弹性蛋白质。鱼肉蛋白质利用率高达85%～90%，氨基酸组成较平衡，唯缬氨酸含量偏低。

脂肪含量为1%～10%，平均为5%左右，呈不均匀分布，主要存在于皮下和脏器周围，但在肌肉组织中脂肪含量甚少。不同鱼种脂肪含量有较大差异，如鳕鱼脂肪含量在1%以下，而河鳗脂肪含量高达10.8%。鱼类脂肪多由不饱和脂肪酸组成，一般占60%以上，熔点较低，通常呈液态，消化率为95%左右。不饱和脂肪酸的碳链较长，其碳原子数多在14～22之间，不饱和双键有1～6个，多为n-3系列。鱼类中的n-3不饱和脂肪酸存在于鱼油中，主要是二十碳五烯酸（EPA）和二十二碳六烯酸（DHA）。该类物质具有调节血脂、防治动脉粥样硬化、辅助抗肿瘤等作用。鱼类胆固醇含量约为100毫克/100克，但鱼子含量较高，如鲳鱼子胆固醇含量为1070毫克/100克，虾子胆固醇达896毫克/100克。

碳水化合物的含量较低，约为1.5%，主要以糖原形式存在。其中，现捕现杀的鱼类体内糖原含量最高，挣扎疲劳后死去的鱼类体内糖原消耗严重而含量降低。有些鱼不含碳水化合物，如草鱼、青鱼、鳜鱼、鲈鱼等。其他水产品中海蜇、牡蛎和螺蛳等含量较高，可达6%～7%。除了糖原之外，鱼体内还含有黏多糖类物质。

鱼类肝脏是维生素A和维生素D的重要来源，也是维生素E的一般来源。鱼类是维生素B_2的良好来源，维生素E、维生素B_1和烟酸的含量也较高，但几乎不含维生素C。在一些生鱼制品中，还含有维生素B_1酶和催化维生素B_1降解的蛋白质，因此大量食用生鱼可能造成维生素B_1的匮乏。

矿物质含量为1%～2%，其中锌的含量极为丰富。此外，钙、钠、氯、钾、镁等含量也较多，其中钙的含量多于禽肉，但钙的吸收率较低。海产鱼类富含碘，有的海产鱼每千克含碘500～1000微克，而淡水鱼每千克含碘仅为50～400微克。

表2-3 水产品的主要营养成素含量与比较（每100g）

食物名称	蛋白质(g)	脂肪(g)	碳水化合物(g)	维生素A(μgRE)	维生素B₁(mg)	维生素B₂(mg)	烟酸(mg)	维生素E(mg)	钙(mg)	铁(mg)	锌(mg)	磷(mg)	硒(μg)
鲳鱼	18.5	7.8	0.0	24	0.04	0.07	2.1	1.26	46	1.1	0.80	155	27.21
带鱼	17.7	4.9	3.1	29	0.02	0.06	2.8	0.82	28	1.2	0.70	191	36.57
海鳗	18.8	5.0	0.5	22	0.06	0.07	3.0	1.70	28	0.7	0.80	159	25.85
黄鳝	18.0	1.4	1.2	50	0.06	0.98	3.7	1.34	42	2.5	1.97	206	34.56
鲫鱼	17.1	2.7	3.8	17	0.04	0.09	2.5	0.68	79	1.3	1.94	193	14.31
鲢鱼	17.8	3.6	0.0	20	0.03	0.07	2.5	1.23	53	1.4	1.17	190	15.68
鲤鱼	17.6	4.1	0.5	25	0.03	0.09	2.7	1.27	50	1.0	2.08	204	15.38
河鳗	18.6	10.8	2.3	—	0.02	0.02	3.8	3.60	42	1.5	1.15	248	33.66
青鱼	20.6	4.2	0.2	42	0.03	0.07	2.9	0.81	31	0.9	0.96	184	37.69
银鱼	17.2	5.6	0.0	—	0.03	0.05	0.2	1.86	46	0.9	0.16	22	9.54
对虾	18.6	0.8	2.8	15	0.01	0.07	1.7	0.62	62	1.5	2.38	228	33.72
河蟹	17.5	2.6	2.3	389	0.06	0.28	1.7	6.09	126	2.9	3.68	182	56.72
蚌肉	15.0	0.9	0.8	283	0.01	0.22	0.4	—	190	50.0	8.50	300	—
海参（鲜）	16.5	0.2	0.9	—	0.03	0.04	0.1	3.14	285	13.2	0.63	28	63.93
甲鱼	17.8	4.3	2.1	139	0.07	0.14	3.3	1.88	70	2.8	2.31	114	15.19
牡蛎	5.3	2.1	8.2	27	0.01	0.13	1.4	0.81	131	7.1	9.39	115	86.64
田螺	11.0	0.2	3.6	—	0.02	0.19	2.2	0.75	93	19.7	2.71	93	16.73

4. 乳类食物的营养价值

乳类是指动物的乳汁，包括牛乳、羊乳和马乳等，其中，人们经常食用的是牛乳和羊乳。乳类是一种营养素齐全、组成比例适宜、容易消化吸收、营养价值高的天然优质食品，是各年龄组健康人群及特殊人群（如婴幼儿、老年人、病人等）的理想食品。乳类主要提供优质蛋白质、维生素A、维生素B$_2$和钙。乳类经浓缩、发酵等工艺可制成乳制品，如乳粉、酸乳、炼乳等。

乳类主要是由水、脂肪、蛋白质、乳糖、矿物质、维生素等组成的复杂乳胶体。鲜乳的水分含量为86%～90%。其蛋白质含量为3%～4%，蛋白质组成以酪蛋白为主，占86%；其次是乳清蛋白，约为9%；乳球蛋白较少，约为3%；其他还有人血白蛋白、免疫球蛋白和酶类等。牛乳蛋白质消化吸收率为87%～89%，生物价为85，仅次于蛋类。其中，牛乳的赖氨酸含量较高，能补充谷类蛋白质中赖氨酸的不足。牛乳的脂肪含量为3%～4%，其中低熔点的油酸占30%左右。脂肪以微粒状脂肪球高度分散在乳浆中，所以消化吸收率高达97%。乳脂中有亚油酸及卵磷脂，也含有胆固醇，但含量较少，每100克仅含13毫克左右。

牛乳的碳水化合物含量为2%～5%，主要是乳糖，其甜度为蔗糖的1/6，有调节胃酸、促进胃肠蠕动和消化腺分泌的作用，还能促进钙的吸收和助长乳酸杆菌繁殖、抑制腐败菌生长。

牛乳维生素的含量可因乳牛的饲养条件、季节和加工方式不同而异。牛棚中饲料的维生素A和胡萝卜素含量较低，牧场放牧时较高。有青饲料季节，胡萝卜素和维生素C的含量较高，夏季因日照多，维生素D含量也较高。此外，牛乳也是维生素B_2、维生素B_1和烟酸的良好来源。

牛乳矿物质含量为0.7%～0.75%，富含钙、磷、钾。100毫升牛乳中含钙110毫克，不仅含量高，吸收利用率也高，是人体钙的良好来源。但是牛乳中铁的含量少，所以喂养婴儿时，要注意补充含铁高的食物，以增加铁的供给。牛乳中成碱元素多于成酸元素，因此牛乳属于碱性食品。

（三）动物性食物摄入对人体的好处与坏处

追思以往，人们如今不再是逢年过节一顿肉，经济的迅速发展导致动物性食物在人们的餐桌上占据越来越重要的地位，占比也不断提高。长期对动物性食物随心所欲的摄入，有的人发现自己的身体发生了些变化，胖了不少。这是为什么呢？科学家的研究给出了答案：长期摄入高脂的动物性食物会导致供给到我们身体的能量太多，这些没能用完的能量就在我们身体里摇身一变成了广大男士的啤酒肚和女士们最为讨厌的赘肉。如果只是单纯的胖一些或许影响不是很大，可恐怖的是有些人发现自己的体重竟然远超正常水平，不仅血压高了，血脂也高了很多，这就是比较严重的慢性病了。对于这个问题，科学家们进行了深入的研究，

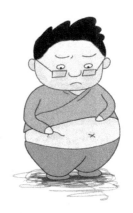

结果表明，高脂的动物性食物的摄入还会导致身体里面糖、脂肪和水盐代谢的异常。

　　高脂的动物性食物会给我们的身体带来严重的危害，但是另一种动物性食物给我们的身体带来好处，它就是乳制品。在我们生命之初的婴儿阶段，我们的主食就是母亲的母乳。科学家和营养学家不断地探究发现，对于婴儿来说，世界上没有哪种食物的营养可以代替母乳。通过实验发现，不同的喂养方式会对婴儿体内的肠道菌群造成极大的影响。实验中，母乳喂养的婴儿的体内含有较高水平的双歧杆菌，而奶粉喂养的婴儿体内的双歧杆菌的含量相对较少，肠道菌群的构成也有明显的不同。对于成年人来说，乳制品的摄入可以促进乳酸杆菌等有益菌的生长，也为人体提供优质的蛋白质和钙。发酵的乳制品则对人体的健康起到更加明显的促进作用，因为其中的营养成分更加

的丰富，含有蛋白质、脂类、乳糖、乳酸及半乳糖之类的能源物质，还有有机酸、芳香物质、细胞壁外多糖、活性酶等，这些物质都是人体所必需的。有的科学家对酸奶进行了进一步的研究，发现生牛乳经高温美拉德褐变反应后乳酸菌发酵的酸奶，与传统发酵的酸奶对肠道菌群的效果作用不同。他们发现这种酸奶的摄入不仅明显地增加了肠道菌群菌种的多样性，还增加了链球菌属丰度，且食用时间越长越利于维持双歧杆菌属、Akk菌属（嗜黏蛋白阿克曼菌，Akkermansia muciniphila，简称A. muciniphila，Akk菌）、链球菌属等有益菌含量。还有研究表明，奶制品的摄入对人体抵抗癌症等重大疾病具有重要的作用。

（四）动物性食物对肠道菌的结构影响

按照食物来源进行分类的话，人们的食物可以分为动物性食物和植物性食物。动物性食物对人类进化以及人体健康的影响都极其关键。古人类通过火的使用，大大提高了人体对动物性食物的利用效率，促进了人类大脑的发育。人体消化系统将动物性食物通过消化转化成必需氨基酸以及人体容易吸收的能量物质。最新的研究发现，动物性食物不仅可以提供人体需要的物质能量，还能够通过塑造人体肠道微生物菌群来影响人体健康的诸多方面。

肠道菌群可以调节我们肠上皮细胞的通透性，刺激物质代谢，而且还参与三大营养物质糖、脂肪、蛋白质的代谢。肠道菌群这么重要，那什么是肠道菌群呢？肠道菌群顾名思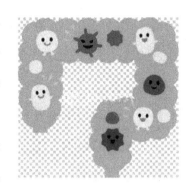义就是人体肠道中正常的微生物。它们可以是一个庞大的集合体，数量有10万亿个。但是这些细菌并不都是好的，它们之中有"栋梁之材"，也有"害群之马"，还有一种就是意志不坚定的"两面派"。人们把"栋梁之材"称作有益菌，把"害群之马"称作有害菌，把"两面派"称作中性菌。有益菌可以促进人们的消化和吸收，有利于身体健康，而有害菌则是造成人们各种疾病的元凶了。身体健康是人们普遍的追求，所以大家都希望有益菌能够在肠道中占据上风。肠道菌群的稳定如果发生变化还会引起消化系统的一系列疾病，例如肠易激综合征等，严重危害我们的身体健康。根据科学家的研究发现，肠易激综合征的患者普遍存在肠道菌群失调的问题，主要表现为硬壁菌门/拟杆菌门的比率和多样性的变化。不仅如此，肝病的发生与肠道菌群紊乱也脱不了干系，现代医学发现，肝脏与消化道之间存在千丝万缕的联系，现代医学从器官解剖方面也证实了这种关系。肝脏是清除肠源性微生物及其产物的第一道防线，"肝－肠轴"的概念也在不断地扩大。

　　每当我们把酒言欢时，总能听到来自长辈的劝阻"喝酒伤肝"，这句话说得一点也没错。酒中的乙醇进入肠道时会使肠道的黏膜发生损坏，使肠道内的毒素含量升高，而且肠道菌群还可以把乙醇转换成乙醛，抑制紧密连接蛋白及E-钙黏附素表达，同时肠腔内乙醛的增加可导致某些细菌过度生长，如特异性激活Toll样受体及肝脏kuffer细胞（枯否细胞），促进肝脏损伤的发展。还有一种肝病叫作非酒精性脂肪性肝病，是肝脏代谢综合征的表现，这种疾病对肥胖以及对胰岛素的抗性都是非常重要的影响因素。高脂的食品和肠道内的脂肪酸会影响肠道菌群的生活环境，从而导致脂多糖等免疫活性物质经过体内循环进入肝脏，从而引起肝脏的炎症。

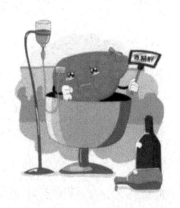

　　科学家们研究发现，动物性食物的摄入对肠道菌群的稳定和功能有巨大的影响。57%的肠道微生物组成的改变和膳食的改变有关，只有不到12%的改变与基因有关。有科学家把不同人群体内的肠道菌群大致分为三种类型，即拟杆菌型、普氏菌型和胃瘤球菌型。以糖和碳水化合物为主，低动物蛋白、低脂肪膳食人群，肠道会以普氏菌属为主要菌株，而长期以高脂的动物性食物为主要膳食的人群，肠道内以拟杆菌属为主要菌株。上海某医院曾经找到了217名肥胖患者进行基因组的分析，发现肥胖患者的肠道菌群远没有正常人的丰富。国外研究人员利用小鼠进行了多方面的实验，发现高脂的饮食会给大肠杆菌提供非常适宜的生存环境，过于富集的大肠杆菌会促进cut C基因表达，这个基因会将一种叫作胆碱的物质转化为三甲胺。大肠杆菌对胆碱分解的加强加之肝脏的作用会导致小鼠血液中氧化三甲胺的含量增加，而氧化三甲胺会引发心血管疾病。这些科学家的研究提示我们健康的饮食是多么重要。中国香港有科学家也通过小鼠实验发现高脂饮食不仅可以改变肠道菌群的组成和代谢物、损伤我们的肠道屏障，而且可以通过富集有害菌、减少有益菌促进结直肠癌细胞的增殖，从而促进结直肠癌的发生。现在越来越多的科学家的研究证明，吃太多的肉制品会增加癌症的患病概率。

总的来说，动物性食物在我们的生活中十分重要，合理食用动物性食物则更加重要，为此我国每隔一段时间就会发布《中国居民膳食指南》，指导人们合理膳食、注重饮食健康。

二、我国不同地域环境造就不同的动物性食物的饮食特点

（一）我国饮食区域划分的来源和特点

人常言"十里不同俗，百里不同味"。我国地大物博，不仅形成了不同的地域文化，还形成了不同的饮食特点，东西南北各不相同。我国饮食文化特点的区域划分并不像行政区域划分那样明确，而是从历史形成角度进行区分的。我国是世界四大文明古国之一，历史悠久，先民们所处的地理环境、宗教信仰、经济发展过程不同，从而形成了饮食惯制、饮食结构、饮食口味等的不同，故我国民间有南甜、北咸、东辣、西酸的说法。其实早在春秋战国时期，我国就以黄河流域及其周边地区饮食形成北方菜，以长江流域及其周边地区饮食为南方菜，后进一步演化形成了当今的八大菜系。但是关于如何具体划分饮食区域，亚洲食学论坛主席赵光荣先生在其《赵光荣食文化论集》中首次提出了"饮食文化圈"的概念，从而否定了用八大菜系来区分的理论。他从全中国、全民族的角度出发把中国分为"东北地区""京津地区""黄河下游地区""长江下游地区""东南地区""中北地区""黄河中游地

区""长江中游地区""西南地区""西北地区""青藏高原地区"等11个饮食文化圈。它们之间相互独立的同时又相互联系，都各自依托于历史而产生，又伴随着经济的发展而发展。

远古时代经济落后，运输和通信不畅，生产和生活都局限于一小片地方，所用的食材只能从当地获取，各个区域之间的交流也甚少，故每个地区相对闭塞，就形成了具有当地特色的民风民俗，这些文化就慢慢渗入了人们的生活方式，也影响了饮食文化的形成。

（二）不同地域对动物性食物喜好不同

1. 广东和川渝地区

中国爱吃肉的区域很多，像我国北方的东北和山东一直流传着"大口吃肉大碗喝酒"的俗语，但是令人惊讶的是，国家统计局2019年的数据显示最爱吃肉的地区并不是北方而是南方地区。其中居于榜首的是广东省。广东人吃的肉主要以飞禽为主，广东人爱吃鸡，有"无鸡不成宴"的传统，其对吃

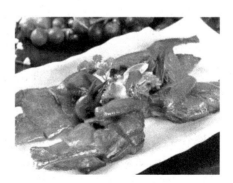

鸡的讲究可谓是登峰造极，在他们眼里鸡适合各种烹饪方式，因此他们创造出了制作过程复杂、对原料要求极高的白切鸡、清平鸡、九记路边鸡等。尽管如此，还有一种飞禽的地位比鸡要高得多，那就是乳鸽，有俗言"一鸽胜九鸡"为证，在粤菜中乳鸽是非常经典的食材，做法也是颇多，有脆皮乳鸽、盐焗乳鸽、红烧乳鸽等，在广东的一些地方食乳鸽甚至已有一百年以上的历史了。

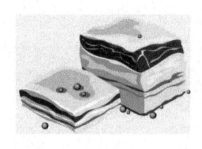

除了广东人爱吃飞禽外，从总量上来看，中国人最热爱吃的还是猪肉，而且中国人爱吃猪肉的历史由来已久，在刘朴兵的《唐宋饮食文化比较研究》中，早在明代末年，猪肉就已经是中国人肉食的第一选择了。当今的中国人不仅吃掉了世界上一半的猪，而且在养猪方面的生猪存栏量、出栏量和猪肉产量都是世界第一的。从各地区的排名来看，川渝地区每年的猪肉消费量、产量是最多的，这得益于当地饮食习惯和得天独厚的气候条件。四川有自己独特的川菜，猪的下水在四川也能发挥独特作用，成就一道道美食，如肥肠鸡、生爆肥肠等，还能出产较为优质的火腿，而重庆地区对猪肉的喜爱表现得则更为明显，走在重庆的街头，你会惊奇地发现猪嘴洞、母猪坝等以猪命名的地名。不仅如此，火锅是川渝地区闻名世界的美食，黄喉、猪血、脑花都是上好的食材。

2. 新疆地区

相比于广东、川渝地区食不厌精，脍不厌细，我国西北地区吃肉的方式则更加粗犷。新疆地区深居内陆，距离海洋较远，因此降水较少，大陆气候明显。居住在这里的人们大多数过的是传统的游牧生活，禽类和瓜果蔬菜在西北这个地方是较少见的，所以人们主要以羊肉、牛肉、奶、野菜为食。烹调方法比较简单，注重食材的本味。例如新疆地区拥有三山夹两盆的地理环境，多戈壁，昼夜温差大，居住着很多少数民族，而其少数民族的饮食文化绝对是最闪亮的明珠。这里少数民族的饮食是"清真"饮食，所谓"清真"则是"清净无染，真乃一绝"。"清真"饮食是随着公元7世纪中叶伊斯兰教传入中国和信奉伊斯兰教的中国信徒产生的，清真菜在中国也就应运而生了。结合新疆的地理条件干旱少雨、深居内陆，农耕是

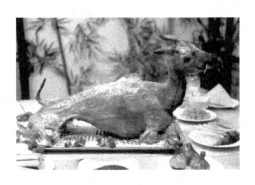

没有落脚之地的，所以畜牧业发达，蔬菜、海产品都较少，牛羊较多，因此其以肉类、乳类、米面为主要饮食。根据国家统计局的数据来看，新疆人最爱的肉类是羊肉，其羊肉消费量属全国第一，这和新疆羊肉串的美名在外是脱不开关系的。来到新疆的游客除了新疆的哈密瓜和葡萄干外，肯定不会放过的就是羊肉串了，用红柳串制而成，加以炭火的烘烤，油脂在肉的表面发生氧化反应形成令人难以拒绝的香气。除了羊肉串，新疆还有一道名满全国的美食就是大盘鸡。但是为了迎合各地消费者的不同口味，各地的大盘鸡都进行了不同程度的改良，饮食之道，胜处不一，若是不与当地的气候环境相适宜就很难得到当地人们的传承。如果不到新疆，就永远不知道什么是正宗的新疆大盘鸡。新疆十八怪中就有一条说的是新疆的大盘鸡里"拌皮带"。其中的"皮带"可不是我们日常意义的腰带，而是其大盘鸡的独特吃法，在吃完鸡肉后在锅中添加宽度约两厘米的裤带面条。这种吃法是多民族融合的体现。裤带面的家乡应是我国的陕西省，其又叫作biáng biáng面。

3. 西藏地区

同在我国西部地区的西藏与新疆饮食在很多地方有相似之处，如都酷爱吃肉，但是与此不同的是，西藏人民更加喜爱的是牛肉并非羊肉。国家统计局的数据显示，西

藏的牛肉消费量以压倒性优势占据了榜一的位置，这得益于西藏位处青藏高原，地域辽阔，气候独特，形成了众多

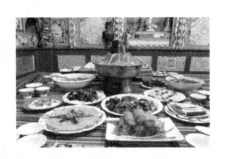

的物产，并且随着经济的发展，西藏内部各个地区交流也逐渐增多，农耕区也拥有了丰富的肉品资源。在新中国成立之前，西藏由于多山地，各个群落之间交流较少，可以分为农区、牧区、半农半牧区。在西藏的牧区有丰富的牦牛资源，因而产生了独具特点的藏式火锅。藏式火锅最开始是用陶制容器进行制作的，后从内地引进了铜火锅，原来使用的炭火现在也更新成了电磁炉。正宗的藏式火锅不同于四川等地的火锅，它的锅底色泽清亮，还微微泛着奶白色，这是由于它是由牦牛骨头熬制而成的。更加不同的是藏式火锅的所有肉类都提前经过了煮制，将配菜在铜锅中依次摆开犹如一件艺术品。食用过程中的蘸碟则更简单，只需要一点汤底即可，这也体现了藏族人民喜欢食物本味的特点。

4. 内蒙古地区

位于蒙古高原的内蒙古也不可不提。在内蒙古的牧区，主要以牛羊肉、乳为食，在史书中也有"游牧民族四

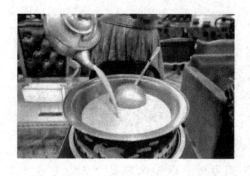

季出行，惟逐水草，所食惟肉酪"的记载。其中以烤食最为出名，特色菜有烤羊腿、全羊席、马奶酒、卓资山熏鸡。风干牛肉也是其一大特色，原来被作为蒙古铁骑的战粮，经过时代的变迁已经是蒙古族极具特色的食物了。在蒙古族有"一日三餐茶，一顿饭"的说法。他们的奶茶不同于街边奶茶店的甜奶茶，而是咸奶茶，每天清晨，家里的女主人会煮好奶茶给一家人享用。当有客人到访，主人也会用奶茶来招待，否则会被认为不讲礼貌。

如今，吃肉、喝奶对人们来说已经不再困难，经济交通的迅速发展也促进了各个地区饮食文化的交流，各地美食之间的界限也逐渐模糊，人们的膳食结构也逐渐丰富。

三、不同地域特有的动物性食物饮食习惯会改变肠道菌的结构，对营养健康产生影响

我国幅员辽阔，山川河流、高原盆地、戈壁草原，应有尽有，俗话说一方水土，养一方人，食物对我们的滋养

渗透在生活的方方面面。有一种说法叫作食如其人，其意思就是从你吃什么东西就能看出你是怎样的人。这个说法看似荒诞，但是有科学家经过研究发现这句话是有事实依据的，他们发现人体内的肠道菌群会随着人们的饮食变化而发生变化。

人体肠道内的微生物群其实是一个非常复杂的系统，它们的组成关乎我们的健康甚至于我们的寿命。不同地区有不同的文化和饮食风格，那相似的生活环境、饮食方式，人们体内的肠道菌群会不会产生差异呢？有科学家对我国内蒙古、新疆、西藏、云南、广西等20个省市地区和汉族、蒙古族、哈萨克族、维吾尔族、藏族、白族、壮族的314名志愿者进行人群实验。这些志愿者都经过了严格的挑选，他们的年龄是18到35岁，其中145名来自城市，169名来自农村，而且是3代以上的土著居民，实验前3个月没有胃肠疾病和没有服用过抗生素，充分考虑了各种变量，从而得出结果，发现不同的地域、民族、生活饮食方式均会影响肠道菌群的构成。其中以地域和民族因素最为明显。尤其是蒙古族和藏族形成了比较独特的肠道菌群。

（一）内蒙古高原地区

蒙古族生活在高原之上，以放牧为生，由于受复杂地

势和环境的限制，新鲜的瓜果蔬菜很难运输到当地，因此
人们的食物主要来源于广袤的草原，如牛羊和各种奶制品
等动物性食物。结合其他科学家得出的饮食对人体肠道菌
群的影响，我们不难得出结论，蒙古族形成如此独特的肠
道菌群和他们所食用的动物性食物相关。还有研究者通过
对广东省内随机选取的14个地区、84个社区的低中高收入
的7009名受试者的肠道微生物分析发现，菌群的差异主要
与区域性相关，远超过年龄、血压等生理参数。

（二）东北少数民族

远在中国的东北地区有一个少数民族叫作赫哲族，他
们以渔猎为生，酷爱吃鱼，形成了独特的"鱼餐"，从鱼
皮、鱼子到鱼肉、鱼脆骨都可生吃，同时赫哲族还喜欢吃
"拉拉饭"和"莫温古饭"。"拉拉饭"是用小米或玉米
小楂子做成的软饭，拌上鱼松或各种动物油即可食用。
"莫温古饭"是鱼或兽肉同小米一起煮熟加盐而成的稀
饭。他们的饮食文化和汉族的馒头、米饭完全不同，那他
们的肠道菌群是否与汉族人有所差异呢？有科学家对此进
行了研究，实验发现东北地区汉族人群的优势菌属为萨特
菌属，街津口赫哲族聚居地的汉族人群的优势菌属为瘤胃
球菌属，而赫哲族的优势菌属为芽殖球菌属。从而可以得

出结论，赫哲族和汉族健康人群肠道菌群在多样性和菌群结构组成上有着很明显的不同，这种不同与遗传背景和饮食习惯有着密切联系。

（三）西藏高原地区

藏族的居民长期生活在高海拔地区，饮食因当地环境和经济发展程度的限制主要以肉类为食，与平原地区居民的生活有较大的差异，那他们的肠道菌群会是什么样的情况呢？科学家进行了实验发现，随着人们生活地区的海拔升高，体内的肠道菌群系统会变得更加脆弱，广古菌门和甲烷杆菌属两种古菌的丰度会降低，同时体内短链脂肪酸也会降低，两种古菌与短链脂肪酸具有相互作用。藏族人群的肠型主要为普氏菌肠型。由于藏族人对于蔬菜和水果的摄入量较少，肉类摄入量较多，所以其肠道菌群中普氏菌的丰度较高，且随着海拔的升高，普氏菌肠型的人口数也不断增加，厚壁型肠型的人口不断减少。两种肠型相互比较，厚壁型肠型的肠道菌群更为丰富。由此可以看出地域的变化和饮食对肠道菌群的影响是巨大的。

（四）新疆地区

要是提起新疆的美食，大多数人想到的肯定是新疆的羊肉串了。鲜美的羊肉养育着一代又一代的新疆人，为了探清羊肉对我们身体中的肠道菌群有何影响，选择新疆人再合适不过了。这一次科学家选择的是汉族和维吾尔族两个民族的儿童充当志愿者，收集他们新鲜的粪便进行生化分析，最后发现他们的肠道菌群优势菌种和丰度都有明显的差异，从而也进一步说明了饮食的不同确实可以改变我们的肠道菌群。

我国是一个多民族、多文化交融的国家，不同的生活方式和生活区域会给人们带来肠道菌不同的改变，长期大量摄入不同的动物性食物对我们肠道菌群的改变也是不同的。基于科学家的研究，我们应该更加重视饮食健康和动物性食物的摄入。

四、"动物性食物—肠道菌"研究方向及未来发展展望

我国位于亚欧大陆的东边，历史上虽然与西方国家相比动物性食物的摄入量较低，但随着新中国的成立，改革开放的进行，我国人民的生活水平也进一步提高，对动物性食物的摄入量急剧增加，解决了困扰中国上千年来的由于缺乏食物而营养不良的问题。但是人们对健康饮食、健

康生活方式的了解并没有跟上物质生活的进步，造成了部分人群出现营养过剩的问题，患上了我们俗称的"富贵病"。当今的国人不是很重视动物性食物在生活中的角色以合理管控自己的饮食，更没有意识到肠道菌群对我们生命活动的重要性。

（一）肠道菌群的研究

随着研究的深入，各国科学家对肠道菌群的研究也越来越丰富，肠道菌群的神秘面纱也逐渐被揭去，我国的科学家们对肠道菌群的研究也日渐重视。越来越多的研究逐渐积累，彻底改变了之前我们对于肠道片面的认识。我们发现以肠道为源头，可以和我们身体的各个器官进行相互的关联，而在一些疾病的治疗和机理方面，新的发现层出不穷。饮食对肠道的影响拥有众多研究证据的支撑，而饮食又受地域的影响颇深。

在西方国家，人们的主食就是肉、乳等动物性食物，有科学家对欧洲和非洲儿童体内的肠道菌群进行分析检测，发现非洲儿童体内的拟杆菌门出现富集的情况，但是其体内的厚壁菌门却少得可怜，还有就是普雷沃氏菌属和木聚糖杆菌属的细菌具有独特的丰度。他们的体内还含有一组纤维素和木聚糖水解的细菌基因，这些基因在欧洲的儿童体内是严重缺乏的。这种差异是由环境和基因两个层面共同决定的。欧洲儿童所在的区域主食就是肉制品、乳制品等，植物性食物摄入量较少。相反，非洲儿童受当地经济、地理环境、风俗的影响，对于肉制品、乳制品的摄入量严重不足，在他们的饮食中，植物性食物占据了大多数。两种地域、两种环境、两种饮食，造就了两种完全不同的肠道菌群。这也很好地解释了我们常说的水土不服的原因，人们的身体会逐渐适应我们所处的环境，当我们的生活环境等发生较大变化时，尤其是饮食习惯，我们的肠道菌群就不能很好地适应，从而出现一系列健康问题。例如把长时间生活在非洲的儿童送去欧洲生活，把长时间生活在欧洲的儿童送去非洲生活。也许在刚开始的一段时间，所有的一切都是新鲜的，但是用不了多久他们的身体就会出现各种不适。这也提示我们对于肠道菌群稳态的调节需要考虑多方面的因素，尤其是生活的地理环境、饮食习惯等，适合自己的才是最好的。健康适宜的肠道菌群可以为我们的健康生活带来巨大的帮助。

（二）肠道菌群与人体健康研究技术和展望

研究越深入就会发现问题越复杂，肠道菌群的研究也是如此，人体肠道菌群的构成和如何发生变化一直以来都是我们想要搞清楚的问题。这么多年的时间过去了，人类的科研水平已经不能和微生物刚被发现时同日而语，尤其是伴随着计算机、人工智能（AI）、生物信息学技术的发展，人类对微观世界的研究可以说又到达了一个前所未有的新高度。在这样的基础上，科学家才能够对复杂的肠道菌做细致的分析。现有的研究不仅表明饮食可以改变肠道菌群的组成，而且进一步说明了基于地域的不同，动物性食物的摄入也会对肠道菌群产生不小的影响。这就提示我们在关注肠道菌群健康和相关实验时应特别注意地域的影响。同时，根据这些丰富的研究成果，也许在未来我们可根据地域的不同进行不同的营养干预，来实现精准营养，以确保人们能够保持健康的肠道稳态，减少相关疾病的发生率。在未来可以充分发挥我国多民族、多文化、幅员辽阔的优势，将大数据与大样本进行充分融合，建立起一个具有中国特色的肠道菌群标准数据库，同时建立具有中国区域、民族、生活方式等个性化的肠道菌群菌株的资源库。

参考文献

[1] Viswanathan V.K. What is black and white and a puzzle all over?[J]. Gut microbes, 2010, 1(3): 129−130. doi:10.4161/gmic.1.3.11673.

[2] RAYLENE A REIMER. Establishing the role of diet in the microbiota−disease axis.[J]. Nature reviews. Gastroenterology & hepatology, 2019, 16(2):86−87. DOI:10.1038/s41575−018−0093−7.

[3] ZHANG C H, ZHANG M H, WANG S Y, et al. Interactions between gut microbiota, host genetics and diet relevant to development of metabolic syndromes in mice[J]. The ISME Journal, 2010, 4(2): 232−241. DOI:10.1038/ismej.2009.112.

[4] COLLABORATION N R F. Trends in adult body−mass index in 200 countries from 1975 to 2014: a pooled analysis

of 1698 populationbased measurement studies with 19.2 million participants[J]. The Lancet, 2016, 387: 1377-1396. DOI:10.1016/S0140-6736（16）30054-X.

[5] KRATZ M, BAARS T, GUYENET S.The relationship between highfat dairy consumption and obesity, cardiovascular, and metabolic disease[J]. European Journal of Nutrition, 2013, 52（1）:1-24.DOI:10.1007/s00394-012-0.

[6] Ammugam M, Raes J, Pelletier E, et al. Emerotypes of the human gut micmbiome[J]. Nature, 2011, 473（7346）: 174-180.

[7] Liu R, Hong J, Xu X, et al.Gut microbiome and serum metabolome alterations in obesity and after weight-loss intervention[J]. Nat Med, 2017, 23（7）:859-868.

[8] Ley RE, B ckhed F, Turnbaugh P, et al. Obesity alters gut microbial ecology[J]. Proc Natl Acad Sci U S A, 2005, 102 （31）:11070-11075.

[9] Turnbaugh P J, Ley R E, Mahowald M A, et al. An obesity-associated gut microbiome within creased capacity for energy harvest[J]. Nature,2006,444（7122）:1027-1131.

[10] De Filippo C, Cavalieri D, Di Paola M, et al. Impact of diet in shaping gut microbiota revealed by a comparative

study in children from Europe and rural Africa[J]. Proc Natl Acad Sci U S A, 2010, 107(33): 14691-14696.

[11] 苏海霞. 乳制品的分类与营养[J]. 食品安全导刊, 2016 (25): 55-56.

[12] 温永平, 侯强川, 张和平. 自然发酵酸马奶对人体肠道菌群的影响——基于 PacBio SMRT 测序技术[J]. 中国乳品工业, 2017, 45(2): 4-7.

[13] 姜铁民, 刘斌, 刘彦品, 等. 健康成人肠道菌群对烧酸奶的反应[J]. 中国食品学报, 2020, 20(12): 122-130.

[14] Jeurink P V, van Bergenhenegouwen J, Jimenez E, Knippels L M J, Fernandez L, Garssen J, Knol J, Rodriguez J M, Martin R. 2013. Human milk: a source of more life than we imagine. Beneficial Microbes, 4(1): 17-30.

[15] Guaraldi et al. 2012; FANE et al. 2014.

[16] 孙凤春, 张文卿, 吕锐, 等. 不同喂养方式婴儿肠道菌群分布特征[J]. 中华实用儿科临床杂志, 2015, 30(11): 844-847.

[17] Taylor Samuel R, Ramsamooj Shakti, Liang Roger J, Katti Alyna, Pozovskiy Rita, Vasan Neil, Hwang SeoKyoung, Nahiyaan Navid, Francoeur Nancy

J,Schatoff Emma M, Johnson Jared L, Shah Manish A, Dannenberg Andrew J, Sebra Robert P, Dow Lukas E, Cantley Lewis C, Rhee Kyu Y, Goncalves Marcus D. Dietary fructose improves intestinal cell survival and nutrient absorption.[J]. Nature,2021:

[18] High-fat diet-induced colonocyte dysfunction escalates microbiota-derived trimethylamine N-oxide 08-13, doi: 10.1126/science.aba3683.

[19] An umbrella review of the evidence associating diet and cancer risk at 11 anatomical sites 07-28, doi: 10.1038/s41467-021-24861-8.

[20] 王维维, 秋实. 甜酸苦辣咸——中国饮食文化的地域差异[J]. 中国食品, 2007（11）: 14-15.

[21] 陈娟娟, 王奇, 孙辉. 地域环境是塑造人体肠道微生物的主导因素[J]. 生物医学转化, 2020, 1（01）: 66-72.

[22] 兰菊杰, 王春敏, 崔国利, 等. 赫哲族和汉族健康人群肠道细菌群落分析[J]. 中国微生态学杂志, 2021, 33（05）: 513-518.

[23] 杨倬, 孙静, 高洁, 等. 维吾尔族与汉族儿童肠道细菌群落分析[J]. 微生物学通报, 2020, 47（11）: 3833-3842.

[24] 刘小伟, 孙瑞娟, 董尔丹. 肠道稳态及相关疾病研究现

状与趋势[J]. 生理科学进展, 2013, 44（03）: 206-212.

[25] 李欣, 吴伟华. 肠道稳态与慢性低度系统性炎症[J]. 医学综述, 2018, 24（07）: 1354-1359.

[26] 焦娇, 刘文天. 高脂饮食通过菌群代谢产物对肠道稳态影响的研究进展[J]. 中华临床营养杂志, 2021, 29（02）: 114-122.

[27] ZHANG J, GUO Z, XUE Z, et al. A phylo-functionalcore of gut microbiota in healthy young Chinese cohortsacross lifestyles, geography and ethnicities[J]. ISME J, 2015, 9（9）:1979-1990

HE Y, WU W, ZHENG H M, et al. Regional variation lim-its applications of healthy gut microbiome reference rang-es and disease models[J]. Nature Medicine, 2018, 24（10）:1532-1535.

[28] 梁田, 马利锋, 张致英, 等. 海拔高度与藏族人群肠道菌群的宏基因组学关联分析[J]. 天津师范大学学报: 自然科学版, 2021, 41（2）: 36-43.

后 记

　　食物与营养是我国最大的民生。项目组在承担第四部《中国食物与营养发展纲要》编制的前期战略研究过程中，发现近些年来动物性食物消费快速增加，已成为关乎居民营养健康、国家食物安全的关键问题。为此，项目主持人向中国农业科学院提出要组织精干力量开展《我国居民动物性食物与营养发展研究》，时任中国农业科学院院长唐华俊院士对此高度重视，专门做出批示，予以大力支持。中国农业科学院科技局对该项目设立科技创新工程专项给予资助。在此，对中国农业科学院、院科技局以及农业农村部食物与营养发展研究所领导们的支持表示诚挚感谢！

　　在项目研究过程中，我们参阅、吸收、借鉴了国际社会和国内外诸多专家学者的研究成果和学术观点，因篇幅所限恕不逐一注明，在此特作说明，并致以真诚的敬意！

因水平所限，本书的观点和文字难免有不妥和疏漏之处，敬请各位读者批评指正。

《我国居民动物性食物与营养发展研究》项目组

2022年11月